DE LA NATURE ET DU SIÉGE

DU

CHOLÉRA - MORBUS,

COMMÜNICATION

Faite à la Société royale de Médecine de Bordeaux,

PAR M. AUGUSTE BONNET,

Docteur en médecine de la faculté de Paris,
associé résident de la Société royale de médecine de Bordeaux,
membre correspondant de la Société médicale d'émulation de Paris, de la Société d'agriculture,
sciences et arts d'Agen, etc.

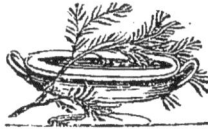

Bordeaux,

Chez Charles Lawalle neveu, Libraire,

Allées de Tourny, N°. 20.

1832.

Td $^{57}/_{66}$

DE LA NATURE ET DU SIÉGE

DU

CHOLÉRA-MORBUS,

COMMUNICATION

Faite à la Société royale de Médecine de Bordeaux,

PAR M. AUGUSTE BONNET,

Docteur en médecine de la faculté de Paris, associé résident de la Société royale de médecine de Bordeaux, membre correspondant de la Société médicale d'émulation de Paris, de la Société d'agriculture, sciences et arts d'Agen, etc.

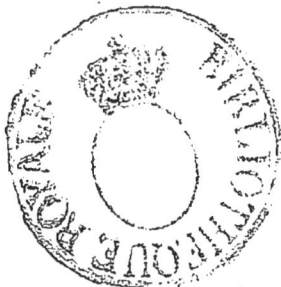

BORDEAUX.

CHEZ CHARLES LAWALLE NEVEU, LIBRAIRE,

ALLÉES DE TOURNY, N°. 20.

1832.

DE LA NATURE ET DU SIÉGE

DU

CHOLÉRA-MORBUS,

Communication faite à la Société royale de Médecine de Bordeaux.

MESSIEURS,

On a tant écrit sur la maladie qui ravage en ce moment la capitale, tant d'hommes recommandables sur-tout s'en sont occupés depuis quelque temps, qu'il semble au premier abord, ou que cette matière est épuisée, ou qu'il y a peu d'utilité à reprendre en sous-œuvre un pareil sujet. Mais si au lieu de s'en laisser imposer par le nombre des ouvrages et le talent de leurs auteurs, on veut aller au fond des choses, juger par soi-même et non sur la foi d'autrui, on ne tarde pas à se convaincre qu'à l'exception de la symptomatologie et de l'itinéraire du choléra-morbus, tout le reste de son histoire est couvert de doutes, d'obscurité, et mérite d'être examiné de nouveau.

Parmi les questions qui se rattachent à cet état morbide et sur lesquelles on n'est pas d'accord, il en est une, ardue, culminante, dont je vais avoir l'honneur de vous entretenir; je veux parler de sa nature et de son siége.

Les médecins anciens ne nous ont rien transmis qui puisse nous fixer ou même nous éclairer sur ce point. Il est d'ailleurs douteux que le choléra asiatique ait été observé autrefois. Si quelques personnes inclinent à penser aujourd'hui que la peste du quatorzième siècle était une affection de ce genre, c'est, il faut en convenir, sur des données bien peu positives, car les chroniqueurs de l'époque disent tous que le fléau qui régnait alors s'accompagnait généralement de bubons, d'anthrax, de charbons, phénomènes morbides que n'offrent jamais les individus atteints de l'épidémie actuelle.

Les praticiens de nos jours seuls ont cherché à se rendre compte de la nature et du siége du choléra, mais les travaux auxquels ils se sont livrés à ce sujet n'ont eu d'autres résultats que d'amener entre eux une grande divergence d'opinion. Les uns regardent la maladie dont il s'agit ici comme dépendant d'une lésion des propriétés vitales ; les autres en placent le siége dans les humeurs ; ceux-ci dans l'appareil nerveux ganglionnaire ; ceux-là dans le cordon rachidien ; d'autres enfin dans le tube digestif. Jetons un coup-d'œil rapide sur ces diverses théories.

Et d'abord je vous ferai observer que la première n'est pas admissible dans l'état actuel de la science. *Les propriétés vitales n'étant pas des objets matériels, visibles, tangibles, susceptibles d'action, mais bien des mots servant de formules pour exprimer que l'être vivant peut sentir, que la fibre peut se contracter, qu'un tissu peut s'épanouir* (1), ne doivent être considérées que dans les organes ; dès le moment qu'on leur prête une existence indépendante des organes, ou, si l'on veut, qu'on les personnifie, elles ne sont plus que des abstractions, et en agissant ainsi, on ne fait qu'ériger en entité particulière le résultat pur et simple d'une opération de l'esprit.

En supposant, au surplus, que ce que je dis des propriétés vitales ne fût pas fondé, et qu'on pût les regarder comme susceptibles de maladie, toujours est-il qu'il fau-

(1) Broussais : Réfutation de l'ouvrage de M. Prus , p 73.

drait reconnaître que nous ne sommes avertis de leur état de souffrance que par des désordres organiques, et que nous ne pouvons correspondre avec elles que par le moyen des organes, ce qui, en bonne logique et en définitive, nous conduit à faire la médecine organique.

Cette théorie tombe donc devant l'examen et doit être rejetée.

Le choléra consisterait-il dans une altération du sang? Je ne le pense pas. Le sang, Messieurs, n'offre aucune modification appréciable au commencement de la maladie; plus tard, il se dépouille presque entièrement de sa partie aqueuse, il se carbonise, devient noir, perd ses qualités vivifiantes, mais ce changement n'est pas primitif : il n'a lieu que par suite de l'affection des solides.

M. Delpech et M. Pinel placent le siége du choléra dans le plexus solaire et les ganglions nerveux abdominaux. Ces médecins assurent que chez tous les sujets qu'ils ont eu occasion d'ouvrir, les organes dont je viens de parler leur ont paru rouges et enflammés. Ils s'étayent aussi de quelques docteurs allemands, qui, disent-ils, ont rencontré des désordres à-peu-près semblables. Mais on peut opposer à cela que dans aucune des nombreuses autopsies qui ont été faites dernièrement à Paris, on n'a trouvé de

traces d'irritation dans le grand sympathique et ses dé-
pendances. On peut objecter encore que nous ne sommes
nullement fixés ni sur la couleur normale des ganglions
nerveux abdominaux, ni sur les affections qui leur sont
propres. Mais ce qui sur-tout milite contre la théorie de
M. Delpech, c'est que la cause inconnue du choléra n'agit
directement et dès l'abord que sur la membrane muqueuse gastro-intestinale; les symptômes les plus impor-
tants qu'on remarque dans le principe expriment une
lésion du tube digestif et rien de plus; comment se fait-il
qu'avec une étiologie si simple et si naturelle on aille en
chercher une improbable et entièrement en opposition avec
le mode ordinaire de développement des états morbides.

Une opinion également qui me paraît inadmissible, c'est
celle qui consiste à faire du choléra une lésion de la
moëlle épinière. Cette opinion, en effet, repose sur ce
que quelques-uns des signes qui marquent le début de la
maladie (malaise général, bâillements, pandiculations,
etc.), et plusieurs de ceux qui se développent pendant son
cours (anxiété épigastrique, spasmes, contractures des
membres, crampes des extrémités, etc.), dénotent l'existence d'une irritation du cordon rachidien et de ses
membranes.

Mais d'abord on n'est nullement en droit d'attribuer une telle origine au premier de ces ordres de phénomènes, car on l'observe presque toujours à l'invasion des phlegmasies viscérales, tandis que plusieurs états pathologiques dans lesquels il existe évidemment une surexcitation morbide des centres nerveux principaux, ne l'offrent jamais (l'hypocondrie, l'épilepsie, l'hystérie, etc.) Que si l'on m'objecte qu'il en est ainsi pour ces affections parce qu'elles sont apyrétiques et le plus souvent d'une longue durée, je répliquerai que la myélite aiguë n'est guère mieux privilégiée sous ce rapport, puisqu'elle ne s'annonce pas dans la grande majorité des cas par des frissons, des lassitudes, des pandiculations, etc.

Pour ce qui concerne les symptômes de la seconde série, ils appartiennent réellement à une irritation du cordon rachidien et de ses membranes, mais comme ils sont précédés pour l'ordinaire par des signes indiquant une lésion des voies digestives, rien n'autorise à avancer que celle qui les détermine est primitive. On m'opposera sans doute qu'il est des individus chez qui la maladie commence par des vertiges, des tournoiements de tête, etc.; je connais ces faits, je ne les nie pas; mais ils sont rares, véritablement exceptionnels, et ne sauraient in-

firmer la règle que je pose ici. Rappelez-vous d'ailler
qu'on rencontre quelquefois dans la pratique des ga⸱
encéphalites fort intenses, dans lesquelles les sym⸱
cérébraux devenus prédominants masquent et empêchen
de distinguer ceux de la gastro-entérite co-existante. Si
par le moyen des saignées et des antiphlogistiques on
réussit à diminuer la violence de la phlegmasie du cer⸱
veau, celle de l'estomac se manifeste sur-le-champ. Le
choses se passent vraisemblablement de cette manière
dans les cas dont on argue ici.

Le choléra-morbus n'étant ni une lésion des propriétés vitales, ni une affection humorale, ni une irritation
des ganglions nerveux abdominaux, ni une névrose
cérébro-spinale, il y a pour ainsi dire nécessité d'en
placer le siége dans les voies digestives, et cette manière de voir, il faut en convenir, réunit beaucoup de
probabilités en sa faveur. D'abord il est incontestable
que les symptômes principaux par lesquels s'annonce le
choléra ont pour point de départ le tube alimentaire :
vomissements abondants, selles fréquentes, douleur
épigastrique, soif inextinguible, tout dénote en pareille
occurrence une altération grave de la membrane muqueuse gastro-intestinale. En second lieu, les autopsies

mettent constamment à nu des désordres plus ou moins remarquables dans les organes de la digestion. Il serait difficile, comme on voit, d'établir ailleurs que dans ce viscère le siége du choléra. Mais ici, Messieurs, s'élève une source nouvelle de controverse : l'affection gastro-intestinale dont il s'agit est-elle de nature asthénique ou irritative ? Les médecins sont divisés sur ce point. Ceux qui prétendent qu'elle est de nature asthénique se fondent sur cette fameuse proposition de Brown, qui porte que *l'incitabilité générale est toujours modifiée en entier et de la même manière dans l'économie, de sorte que quand une partie est frappée de débilité, le reste de l'organisme l'est également.* Partisans opiniâtres d'un système décrépit et ruiné depuis long-temps, ils en professent encore les erreurs les plus funestes. Ils ignorent ou veulent ignorer que M. Broussais a démontré jusqu'à l'évidence que lorsque la vitalité se trouve en moins dans un tissu, elle est en plus dans un autre; que l'inégale répartition des forces constitue le principe de l'état morbide; en un mot qu'il n'est plus permis de conclure de la faiblesse des systèmes locomoteur et dermoïde à celle des viscères.

On ne peut donc établir dans l'état actuel de la science que le choléra est de nature athénique; tout vient, au contraire, à l'appui de la thèse opposée. Mais, Messieurs, la question arrivée à ce point n'est pas résolue. Vous n'ignorez pas que les médecins qui regardent le choléra comme une irritation gastro-intestinale ne sont d'accord ni sur la forme de cette irritation, ni sur son étendue. Ainsi, M. Dupuytren en restreint le siége aux glandes de peyer et de brunner; M. Serre pense qu'elle n'occupe que les glandules de brunner; M. Grimaud croit qu'elle est située tantôt dans le corps réticuleux des membranes muqueuses, tantôt dans les follicules de ces tuniques; M. Broussais, enfin, pose en principe qu'elle constitue une inflammation des plus violentes, qui atteint la totalité des voies alimentaires.

La première de ces opinions nouvelles, bien qu'appartenant à un homme célèbre, et dont on ne saurait contester le talent, doit paraître vraiment précaire et peu satisfaisante aux esprits sévères et dégagés de prévention. Il y a sans doute dans le choléra une irritation des glandes de peyer et de brunner, mais cette circonstance n'explique que la diarrhée; elle ne donne aucun motif plausible des autres symptômes.

Si je glisse en quelque sorte sur la manière de voir du chirurgien en chef de l'Hôtel-Dieu, à plus forte raison dois-je me borner à signaler celles de M. Serres et de M. Grimaud : ce sont de ces hypothèses que l'impatience du doute, le désir de la publicité, portent quelques médecins à confier à la presse, et qui tombent devant le plus simple examen.

M. Broussais, vous le savez, Messieurs, avait avancé, il y a déjà quelques années, et sur la description que les auteurs ont faite du choléra, que cette maladie était une gastro-entérite très-intense. Aujourd'hui que ce praticien célèbre a vu beaucoup de cholériques, et assisté à un grand nombre d'ouvertures de cadavre, il persiste plus que jamais dans son opinion. Il est vrai que sous le rapport des autopsies plusieurs de ses confrères de la capitale sont en opposition directe avec lui, et prétendent que si dans certains cas de choléra on trouve des tracés non équivoques d'inflammation, il en est d'autres où l'on ne découvre absolument rien. Mais sans élever des doutes sérieux sur la véracité de ces Messieurs, vous m'accorderez sans peine qu'il est facile de se faire illusion lorsqu'on agit sous le poids d'une idée préconçue, et avec l'intention de recueillir des données favorables à un système. On m'objectera probablement que le chef de l'école physiologique est dans le même cas; soit. Mais, je ne sache pas que ce qu'il a dit des nombreuses ouvertures qui ont été faites au Val-de-Grâce, ait été contesté par aucune des personnes qui en ont été témoin; tandis que M. Brière de Boismont qui était présent à plusieurs nécropsies que la *Gazette médicale* signale comme n'ayant offert rien de remarquable dans le tube digestif, assure qu'elles lui ont montré des désordres analogues à ceux qu'il a rencontrés en Pologne.

Quoi qu'il en soit au surplus des assertions de la *Gazette;* on ne saurait me refuser que la grande majorité des cas semblent venir à l'appui de la manière de voir de M. Broussais. Il n'est donc nullement étonnant qu'une foule de médecins, même parmi ses adversaires, fascinés par des faits spécieux, par l'ascendant du génie, par l'effet moral qu'ont produit les deux plus belles leçons qui aient été prononcées peut-être du haut d'une chaire médicale, aient modifié leurs opinions, et calqué leur pratique sur celle du Val-de-Grâce.

Mais, Messieurs, est-il bien certain que le choléra ne soit autre chose qu'une phlegmasie du tube digestif. N'y a-t-il pas dans cet état morbide des circonstances qui lui sont propres, et qu'on ne rencontre nulle part. Réfléchissez à ces vomissements, à ces selles fréquentes, à ce

liquide blanchâtre et floconneux, à ces crampes si douloureuses, et vous verrez qu'on ne les observe jamais ni
dans les gastro-entérites peu intenses ni dans celles qui
déterminent la mort. Ne serait-il pas possible qu'on eut
pris pour la maladie primitive et principale le résultat
d'un autre ordre d'affections. Pour mon compte je le
pense, et si je ne me trompe, il me sera facile de le dé-
montrer.

Lorsqu'on jette un coup d'œil sur les symptômes du
choléra, on ne tarde pas à s'apercevoir qu'il en est beaucoup
qui appartiennent plutôt à une irritation nerveuse qu'à
une phlegmasie. Je ne vous parlerai pas ici d'une foule de
signes généraux qu'on regarde comme précurseurs, et
qui indiquent une lésion de l'innervation, ces signes
communs à d'autres états pathologiques ne nous condui-
raient à aucune donnée positive, et par conséquent ne
nous seraient pas d'une grande utilité. Mais j'appellerai
votre attention sur quelques phénomènes morbides qui
précédent ou accompagnent le début du choléra.

Le premier de ces phénomènes qui se manifeste est la
voix cholérique. Il paraît qu'un, deux, trois, quatre jours
et même davantage avant l'invasion de la maladie, la
membrane muqueuse du larynx et les organes vocaux

deviennent le siége d'une altération qui modifie la voix et lui donne un timbre particulier. Cette altération, Messieurs, est bien certainement nerveuse, car on n'observe rien pendant la vie et après la mort qui puisse faire supposer que les organes qu'elle affecte soient ou aient été atteints d'inflammation.

Le malaise, l'anxiété épigastrique, bien que la région de ce nom ne soit pas douloureuse à la pression, les mouvements tumultueux, et, pour me servir des termes de M. Sophianopoulo, *ce tapage intestinal* que les cholériques ressentent dans le bas-ventre, avant ou peu après le début de leur maladie, sont des symptômes qui dénotent non une phlegmasie mais une irritation des nerfs qui se distribuent au tube digestif; à ces désordres s'en joignent bientôt d'autres qui ne sont également que nerveux. Les vomissements, par exemple, sont de ce nombre : leur nature, leur force, leur fréquence, les angoisses qu'ils déterminent, ne permettent de les rattacher qu'à un état de spasme violent du ventricule. Les gastro-entérites les plus intenses n'en offrent jamais de tels; s'ils provenaient d'une pareille cause, la langue serait rouge dès le principe, le pouls fréquent, la peau chaude, et c'est précisément le contraire qui a lieu alors. Une preuve

encore qu'il faut leur attribuer une autre origine, c'est
qu'ils diminuent et cessent aussitôt que les signes de la
gastro-entérite deviennent bien prononcés.

Un phénomène très-remarquable qui se développe en
même temps que le vomissement et qui même le précède
pour l'ordinaire, c'est la diarrhée. Or, Messieurs, la
diarrhée ne dépend pas directement d'une phlegmasie :
isolée, primitive, elle n'exprime que le produit d'une
irritation sécrétoire de la membrane muqueuse intes-
tinale.

On ne saurait donc s'empêcher de m'accorder que les
symptômes que présente le choléra-morbus à son début
ou dans sa première période ne proviennent pas d'une
inflammation : les uns sont nerveux, les autres résultent
d'un surcroît d'activité sécrétoire. L'irritation simultanée
des nerfs et des follicules du tube digestif a pour effet
immédiat d'appeler avec force le sang dans ce viscère; et
dès-lors les signes de la gastro-entérite ne tardent pas
à se manifester; car outre que l'état de congestion où se
trouvent les capillaires sanguins doit amener leur inflammation, il est impossible qu'ils ne participent pas
promptement à l'irritation des nerfs et des organes
sécréteurs qui les entourent. C'est ainsi, Messieurs,

que les choses se passent dans le choléra : le principe
matériel qui le détermine commence par frapper deux
ordres de tissus, la matière nerveuse gastro-intestinale
et les glandes de peyer et de brunner. Ces tissus une fois
atteints attirent le sang de la périphérie au centre; ce
n'est qu'après que la phlogose du canal alimentaire a
lieu réellement. Et qu'on ne cherche pas à m'opposer
les résultats des autopsies : ces résultats précisément sont
on ne peut plus favorables à mon opinion. Que nous ap-
prennent, en effet, les ouvertures de cadavre ? que les
caractères anatomiques varient suivant l'époque de la
mort. Si cette dernière s'est effectuée pendant la première ou la seconde période, les traces d'irritation ne
sont pas très-prononcées, quelquefois même elles le sont
si peu que beaucoup de médecins se croient en droit
d'avancer qu'elles ne donnent pas une raison suffisante
des désordres observés durant la vie. Si la mort arrive,
au contraire, dans la période de réaction, elles se font
remarquer par leur étendue et leur gravité. Dans le premier cas, la gastro-entérite est commençante; dans le
second, elle est parvenue à son plus haut degré d'inten-
sité. C'est là tout le secret de la différence des résultats
que procurent les nécropsies. M. Broussais prétend, je

le sais, que lorsque les malades périssent en très-peu de temps, les évacuations abondantes auxquelles ils étaient en proie ont, pour ainsi dire, éliminé l'inflammation, et sont cause que la muqueuse digestive n'offre qu'une injection légère ou une couleur rouge pâle. Mais ce n'est là qu'une vue de l'esprit; dans une matière de cette importance, il faudrait des faits, des preuves péremptoires, et l'on n'en fournit pas. Si le choléra n'était autre chose qu'une phlegmasie, le moment où il fait courir le plus de danger devrait être celui où les signes de la gastro-entérite sont évidents, irrécusables; or, personne n'ignore que les chances de succès sont d'autant plus grandes que la maladie est plus ancienne et la réaction plus manifeste. Si vous admettez, au contraire, que le choléra consiste de prime abord dans une irritation nerveuse et sécrétoire du tube gastro-intestinal, vous trouvez une cause puissante de destruction dans l'atteinte profonde portée à l'innervation et l'épuisement rapide qu'entraînent les vomissements et les selles. On conçoit sans peine alors que la mort survienne, bien que la gastro-entérite ne soit encore qu'à son début. Cet avantage n'est pas le seul que la théorie que je propose ait sur celle de M. Broussais : elle se concilie mieux avec les cas de guérison par les stimulants; il en découle une raison plausible de l'utilité des opiacés, soit dans la période d'invasion, soit à quelques autres époques de la maladie; avec elle enfin il n'est pas une circonstance un peu remarquable dans le choléra, dont on ne puisse donner une explication satisfaisante. La sécrétion de l'urine et de la bile cesse ou diminue, parce que le sang perdant par les vomissements et les selles presque toute sa partie aqueuse ne fournit plus aux reins et au foie des matériaux suffisants pour l'exercice de leurs fonctions. L'irritation des nerfs du tube alimentaire se propage par voie de continuité et de sympathie à l'appareil ganglionnaire et au cordon rachidien; de là les crampes, les crispations douloureuses dont se plaignent les cholériques. Cette même irritation, jointe à celle des glandes de peyer et de brunner, appelle le sang dans les voies alimentaires; de là le refroidissement de la peau, et ce qu'on appelle la période d'asphyxie. Sous l'influence de l'atteinte portée à l'innervation et de l'épuisement des forces que produisent les évacuations, le cœur s'affaiblit, ne se contracte plus avec assez d'énergie pour présenter aux poumons toute la masse du sang; de là la déxoxigénation de ce dernier, sa carbonisation, sa couleur noire; de là encore la stagnation des

fluides, et par suite ces congestions cérébrales ou rachi-
diennes dont l'effet constant alors est une mort soudaine.

Rien n'échappe, comme on voit, à la théorie que je
viens de développer : les faits se groupent autour d'elle,
et la confirment sur tous les points. Préférable sous ce
rapport à celles qui l'ont précédée, j'espère vous prouver
dans l'une de vos prochaines séances qu'elle leur est su-
périeure sous celui du traitement.

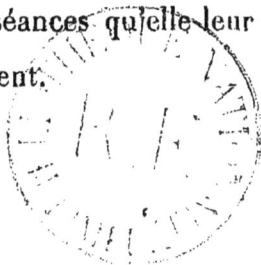

BORDEAUX. IMPRIMERIE DE CHARLES LAWALLE NEVEU,

ALLÉES DE TOURNY, N° 20.

www.ingramcontent.com/pod-product-compliance
Lightning Source LLC
Chambersburg PA
CBHW050429210326
41520CB00019B/5851